ÉTUDE

SUR LA

TUBERCULOSE PULMONAIRE

INFANTILE

DE LA NAISSANCE A DEUX ANS

PAR

Le Docteur Charles TERRIN

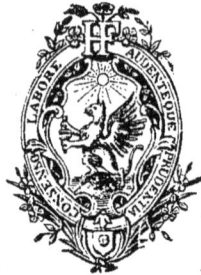

MONTPELLIER
IMPRIMERIE CENTRALE DU MIDI
(HAMELIN FRÈRES)

—

1897

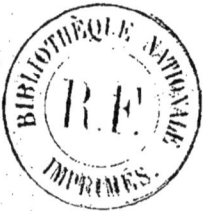

ÉTUDE

SUR LA

TUBERCULOSE PULMONAIRE

INFANTILE

DE LA NAISSANCE A DEUX ANS

ÉTUDE

SUR LA

TUBERCULOSE PULMONAIRE

INFANTILE

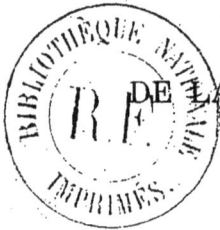

DE LA NAISSANCE A DEUX ANS

PAR

Le Docteur Charles TERRIN

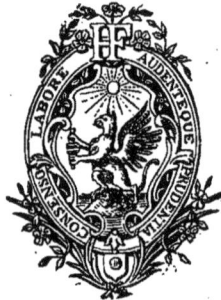

MONTPELLIER
IMPRIMERIE CENTRALE DU MIDI
(HAMELIN FRÈRES)
—
1897

A MON PÈRE

LE COMMANDANT TERRIN

CHEVALIER DE LA LÉGION D'HONNEUR

ET

A MA MÈRE DÉVOUÉE

Faible témoignage de ma profonde
affection.

A LA MÉMOIRE

DE MON ONCLE CHARLES TERRIN

CHIRURGIEN DE 1re CLASSE DE LA MARINE

CHEVALIER DE LA LÉGION D'HONNEUR

A MON FRÈRE

C. TERRIN.

A TOUS MES PARENTS

C. TERRIN.

A MON PRÉSIDENT DE THÈSE

MONSIEUR LE DOCTEUR DUCAMP

PROFESSEUR DE PATHOLOGIE INTERNE
A L'UNIVERSITÉ DE MONTPELLIER

A M. LE PROFESSEUR AGRÉGÉ BAUMEL

CLINIQUE ANNEXE DES MALADIES DES ENFANTS

A M. LE PROFESSEUR AGRÉGÉ BOSC

A M. LE PROFESSEUR AGRÉGÉ LAPEYRE

A M. LE PROFESSEUR AGREGÉ
DE ROUVILLE

C. TERRIN.

A TOUS MES AMIS

C. TERRIN.

INTRODUCTION

La tuberculose pulmonaire, en général, n'a cessé de tout temps de préoccuper les médecins ; symptomatologiquement étudiée au début de la médecine, la tuberculose pulmonaire a donné lieu à bien des hypothèses d'abord, à bien des travaux de plus en plus éclairés par la suite.

Depuis 1882, date de la découverte du bacille de Koch, cette question a pris un regain d'actualité, les probabilités cliniques de la tuberculose des poumons sont devenues des certitudes absolues, grâce à cet auxiliaire tout-puissant, le microscope.

Mais il est un point que l'on peut dire un peu particulier ou plutôt un peu spécial, dont le jeune médecin ne se préoccupe peut-être pas suffisamment, c'est de la tuberculose pulmonaire infantile dont nous voulons parler, de la bacillose du nourrisson depuis sa naissance jusqu'à l'âge de deux ans.

L'idée de ce travail nous a été suggérée par notre maître M. le professeur agrégé Baumel, chargé de la clinique des maladies des enfants ; point de départ de cette modeste étude, elle en constituera le fond.

Avec M. le professeur Baumel, nous avons pensé que l'étiologie et la pathologie de la tuberculose pulmonaire du nourrisson étaient bien délicates, mais aussi bien intéressantes ;

A MON PÈRE

LE COMMANDANT TERRIN

CHEVALIER DE LA LÉGION D'HONNEUR

ET

A MA MÈRE DÉVOUÉE

Faible témoignage de ma profonde
affection.

A LA MÉMOIRE

DE MON ONCLE CHARLES TERRIN

CHIRURGIEN DE 1re CLASSE DE LA MARINE

CHEVALIER DE LA LÉGION D'HONNEUR

A MON FRÈRE

C. TERRIN.

ÉTUDE

SUR LA

TUBERCULOSE PULMONAIRE

INFANTILE

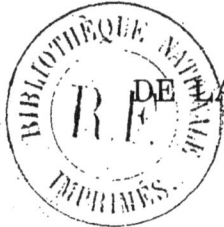

DE LA NAISSANCE A DEUX ANS

PAR

Le Docteur Charles TERRIN

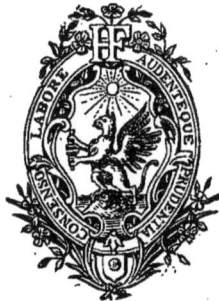

MONTPELLIER
IMPRIMERIE CENTRALE DU MIDI
(HAMELIN FRÈRES)
—
1897

un produit de sécrétion. Le sixième environ des bébés du sexe féminin surtout offrirait des cavernules.

Valleix (1) ne parle que de la tuberculose généralisée sans insister particulièrement sur le poumon.

Rilliet et Barthez (2), en 1843, dans leur *Traité pratique*, notent la tuberculisation chronique qui s'accomplit dans un temps très illimité : « Nous l'avons vu durer quarante-cinq à cinquante jours, disent-ils, parfois plus d'une année. »

Pour Barnier (3), le poumon du bébé s'enflamme difficilement.

Bouchut (*Pathologie spéciale de la première enfance*), en 1867, parle de la rareté des phénomènes pulmonaires et des cavernes ; il donne une statistique d'enfants de un à quinze mois ; sur 36 il n'a trouvé que 3 cas de cavernules grosses comme des pois-chiches. Il cite le cas de Cleveland (caverne vraie) que nous citons.

West (*Leçons sur les maladies des enfants*), en 1875, insiste beaucoup sur la présence des ganglions sous-maxillaires et parle de la scrofule qui ne peut devenir de la tuberculose.

Hénoch, 1885, cite deux cas de cavernes.

Périer, en 1894, traite de la tuberculose générale chronique.

C'est surtout vers 1896 que la question se pose nettement avec Oustinoff (4), Landouzy, Grancher, Masson et Comby (5).

(1) Valleix, *Clinique des maladies des nouveau-nés*, 1838.

(2) Rilliet et Barthez, *Traité clinique et pratique des maladies de l'enfance*, t. III, art. 4.

(3) Barnier, *Traité pratique des maladies de l'enfance*, 1842-1845, t. I.

(4) Oustinoff, *Dvetskaya Medizina*, 1896.

(5) *Traité des maladies de l'enfance*, octobre 1896.

CHAPITRE II

HÉRÉDITÉ ET CONTAGION

I. HÉRÉDITÉ. — L'hérédité de la tuberculose est un fait établi d'une manière certaine; Hippocrate dit qu'un phtisique naît d'un phtisique; Fernel, Sylvius, Fracastor, Ethmüller et Von Helmont sont aussi d'accord sur ce point. Portal, Laënnec et Monneret proclament la loi de l'hérédité.

La statistique de Leudet prouve que, sur 214 tuberculeux, on en trouve 108 avec des antécédents héréditaires tuberculeux, ce qui donnerait une proportion de plus de la moitié; mais on est loin d'être d'accord sur la fréquence de la bacillose héréditaire, et cela est d'autant plus compréhensible que le médecin statisticien opère dans deux milieux presque réfractaires à des recherches précises : à l'hôpital, les antécédents des malades sont peu ou pas connus; dans la ville, ces mêmes antécédents seront altérés, faussés et le plus souvent dissimulés.

Des faits de tuberculose congénitale de l'espèce humaine ont été rapportés par Aviraguet et Staïcovici dans leurs thèses de Paris en 1892. Staïcovici nous dit : « L'observation et l'expérimentation démontrent qu'il existe des cas de tuberculose congénitale à l'abri de tout examen ; il est établi formellement que les phtisiques peuvent transmettre directement la tuberculose, c'est-à-dire le bacille à leurs enfants. »

L'hérédité est indiscutable, mais ce qui donne matière à dissidences, c'est le mécanisme; de là deux théories, celle de l'hérédité directe ou hérédo-contagion, et celle de l'hérédo-prédisposition.

Nous allons dire un mot des deux dans une courte exposition :

1° On dit qu'il y a hérédo-contagion quand le bacille de Koch est déposé dans l'organisme fœtal, soit par le sperme du père, soit par le sang maternel placentaire ; les faits en sont peu communs, mais observables. Charrin cite un enfant de sept mois et demi; Berti une fillette morte à cinq jours avec des cavernules. Meckel Jacobi (Congrès de 1891) et Sabouraud citent aussi des cas analogues.

Chauveau et Bang ont eu plusieurs fois l'occasion de constater chez le jeune veau issu d'une mère phtisique des lésions tuberculeuses assez avancées.

Jöhne (de Dresde), à l'autopsie d'un fœtus de vache phtisique, a rencontré dans le poumon et le foie des tubercules avec des bacilles.

Csokor, Malvoz et L. Browics ont fait les mêmes constatations dans l'espèce bovine.

2° L'hérédo-prédisposition est la seconde manière d'envisager la question ; ses partisans admettent comme très rare la transmission directe et disent que l'enfant né de tuberculeux est simplement prédisposé à l'infection, et par la cohabitation avec ses parents malades et par l'excellente qualité du terrain offert au bacille de Koch.

Boltz (thèse de Kiel), dans une statistique de 1873 à 1889, montre que la tuberculose infantile est d'autant plus commune que l'on s'éloigne davantage de la naissance.

Brandenberg (thèse de Bâle, 1890) arrive aux mêmes conclusions ; dans leurs tableaux de léthalité, ce n'est qu'à partir de cinq à dix mois qu'il y a lésions dans la proportion de 0,9 pour 100. Enfin Grancher et Hutinel mettent deux conditions pour la transmission directe naturelle ; il faut : 1° que le sang contienne des bacilles ; 2° que ces bacilles puissent arriver au fœtus. Or, Tirket, cherchant le degré d'infection bacillaire de la glande thyroïde et du virus, ne l'a trouvé que bien rarement. Hutinel observe que les enfants de phtisiques séparés de leurs parents deviennent rarement tuberculeux ; c'est un fait à l'appui duquel nous apportons un exemple dans notre observation.

II. Contagion. — Il faut entendre par contagion les modes de transmission de la tuberculose autres que la transmission héréditaire.

Villemin a posé nettement le problème de la transmissibilité de la phtisie d'un malade à un individu sain. C'est Musgrave-Clay (1) qui, dans une remarquable thèse, relate 111 observations où la contagion ne paraît pas douteuse ; celle qu'il a empruntée à Vialettes (2) est remarquable.

Il est admis que le mode de transmission le plus fréquent est l'inhalation ; la phtisie pulmonaire en est la conséquence inévitable ; les lois de Louis nous enseignent que, s'il y a des tubercules en un point quelconque de l'organisme, il y en a presque toujours de plus anciens dans les poumons. Chez l'enfant, le bacille peut traverser la muqueuse respiratoire sans y déterminer de tubercules, mais il peut aussi arriver, par les voies nasale et buccale, surtout dans le cas d'érosions dentaires, et tuberculiser alors les ganglions du cou ; à côté de ce mode d'inoculation, nous en retiendrons un autre non moins important chez l'enfant, la transmission par ingestion dans les voies digestives ; on sait que la tuberculose des bovidés est analogue à celle de l'homme, et le lait de vache est souvent la base de l'alimentation du nourrisson ; ce lait est-il

(1) Musgrave-Clay, Thèse de Paris, 1879.
(2) Vialettes, Thèse de Montpellier, 1866, obs. XXII.

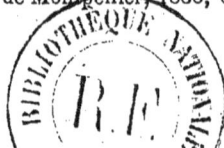

2

fréquemment virulent? (Lyon, *Gaz. des Hôp.*, 1891, n° 139.)

Le lait des vaches tuberculeuses paraît l'agent le plus fréquent de la contamination tuberculeuse. Gerlach, en 1878, a posé la question et a mis en évidence le danger présenté par les vaches malades ; à cet avis s'est rallié Bollinger qui formule les conditions à réunir pour qu'un lait soit virulent.

Il faut : ou bien une tuberculose généralisée, ou bien que le pis de l'animal soit malade. Degive, Van Hertsen et Bang sont du même avis.

Bang a même trouvé des bacilles dans le lait de vaches à pis indemne. Csokor et Erart ont trouvé des bacilles du lait de la vache à tuberculose pulmonaire seule. Koubassoff a fait apparaître chez une femelle de cobaye le bacille de Koch en faisant des injections de pus contaminé aussitôt après l'accouchement.

Hirssberger, par inoculation de lait de vache tuberculeuse au cobaye, a obtenu une proportion de 33 pour 100, et Ernst 37,5 pour 100.

Enfin, Hippolyte Martin a inoculé à beaucoup de cobayes du lait de vache acheté au hasard à des laitiers de Paris et a vu beaucoup de cas de tuberculose se produire chez ces animaux.

Pourtant Wurtzberg relate un certain nombre de cas où les enfants auraient pris pendant longtemps du lait de vaches manifestement tuberculeuses sans aucun inconvénient pour eux.

Quoi qu'il en soit, un lait de vache tuberculeuse est souvent virulent, et c'est à juste titre qu'il faut se prémunir contre le lait des vaches de la ville, qui constitue presque exclusivement l'alimentation du nourrisson. A la campagne même, le lait n'est pas toujours inoffensif, et c'est avec raison que Grancher, dans sa remarquable préface du *Traité des maladies de l'enfance*, nous dit : « Quelle maman, en visite dans une ferme, à la campagne, résiste au plaisir, pour elle et ses enfants, d'un goûter au lait tiède et mousseux et au pain bis ? »

La contamination par le lait de vache est, d'après ces faits, sinon démontrée complètement, du moins admissible ; en va-t-il de même du lait d'une femme tuberculeuse? Sur ce point, les documents vraiment démonstratifs font défaut, mais nous nous en tenons à l'opinion de Bang qui répond par la négative. Ici se poserait une question nécessaire à *priori* : l'ingestion du lait infecté provoque-t-elle l'évolution tuberculeuse mésentérique chez l'enfant (Wesener), comme elle semble le faire chez l'animal où cette évolution est d'origine digestive ? Nous ne saurions comparer la tuberculose des bovidés à celle de l'espèce humaine, mais on peut dire que les animaux ne sont presque jamais contaminés par inhalation. (Expériences de Malet et Cadéac — animaux, les uns malades, les autres sains séparés par un double treillage, rien, — la cohabitation faite, deux sur trois ont été bacillosés.)

Mentionnons enfin un mode de transmission de tuberculose chez le bébé, la vaccination ; dans l'état actuel de la science, il n'y a pas d'observation probante de tuberculose transmise par la vaccination (Lothar-Meyer, Straus, Chauveau). *Toutefois Butel admet cette transmission* ; bien que, dans le cas présent, la manifestation puisse rester localisée très longtemps et même guérie, nous l'avons notée comme cause possible de généralisation et de tuberculose pulmonaire.

CHAPITRE III

FORMES CLINIQUES DE LA TUBERCULOSE PULMONAIRE DU PREMIER AGE

Contrairement à ce que pensaient les anciens auteurs, la tuberculose infantile est très fréquente ; Boltz (Thèse de Kiel, *loco citato*) montre que c'est entre le troisième et le cinquième mois de la vie que la mortalité par bacillose s'élève rapidement ; Landouzy, Queyrat et principalement Aviraguet, donnent un tiers des sujets de la population hospitalière atteint par la tuberculose.

Le jeune âge imprime à la marche de la maladie des modifications qui nécessitent une description spéciale ; chez le nourrisson qui nous occupera particulièrement, il faut noter tout d'abord un point caractéristique : c'est une marche progressivement envahissante, ou plutôt une diffusion, diffusion soumise à une règle qui fait rarement défaut ; elle est d'autant plus marquée que l'enfant est plus jeune ; c'est pourquoi la tuberculose du nourrisson diffère tant de celle des grands enfants de quatorze ans, qui sont phtisiques symptomatiques au même titre que l'adulte.

Certes, les signes cliniques pulmonaires laissent le pas aux symptômes de généralisation extérieure ; ainsi, à l'inspection, nous sommes frappés par l'aspect caractéristique du petit tuberculeux ; il est très amaigri, il a la peau collée sur les os ; ses téguments, toujours très pâles, présentent parfois une pigmentation anormale ; en même temps, on peut observer un développement exagéré du système pileux et une longueur limitée des cils. Dans ce visage souffreteux, les yeux sont parfois animés d'un vif éclat dans les périodes de calme ; de cet aspect résulte une importance capitale pour le diagnostic.

Cet habitus extérieur est accompagné de phénomènes constants signalés depuis 1890 surtout : c'est l'hypertrophie du foie (Aviraguet), de la rate (Angel, Money, Queyrat, Médail) et la micropolyadénopathie, c'est-à-dire la présence dans les aines et les aisselles de petits ganglions durs, mobiles, disposés en chapelets (Legroux).

Cette tuberculose généralisée évolue sans fièvre dans le courant de l'affection, à moins de complications résultant d'infections sus-ajoutées (broncho-pneumonie aiguë, par exemple. Ce n'est guère que pendant les derniers jours que la température s'élèvera sensiblement et pourra même arriver à 40° le matin et à 40°8 le soir, ainsi que le relate notre observation X. Cette absence de température chez les tout jeunes enfants est à noter et à utiliser pour le diagnostic.

Que nous révèle l'auscultation de la poitrine ? Le plus souvent peu de signes précis ; ce sont des râles de bronchite à la base ; ou bien on trouve un foyer de condensation pulmonaire au sommet ou à la région moyenne ; l'adénopathie trachéo-bronchique peut s'observer également, avec ses symtômes, mais il n'y a pas de localisation bien spéciale des tubercules dans le poumon de l'enfant.

Il faut dire aussi que les signes pulmonaires paraissent peu probants ; l'enfant respirera mal au gré du clinicien, ses cils et son agitation seront préjudiciables à un examen direct et approfondi de la poitrine. A des lésions pulmonaires, telles que des cavernes, correspondront bien souvent des signes sthétoscopiques bien différents de ceux de l'adulte ; c'est ainsi que dans notre observation II, nous avons à la percussion de la cage thoracique de la submatité bilatérale et surtout marquée à gauche ; à l'auscultation, c'est un souffle au sommet gauche et des râles sous-crépitants entendus dans toute l'étendue de la poitrine.

Nous ne pouvons pas non plus compter sur l'expectoration du tout jeune enfant ; il ne crache pas, il déglutit les produits d'excrétion pulmonaire ; bien rares sont les auteurs qui ont pu recueillir chez l'enfant un crachat rejeté dans un vomissement.

Cette particularité importante à signaler rend le diagnostic très difficile, car elle met obstacle à la recherche du bacille.

On peut avoir recours à la méthode d'exploration de la sensibilité thoracique de M. Quisling (1) par la pression continue. On pratique la palpation du thorax à l'aide de deux doigts avec lesquels on presse sur l'espace intercostal à partir de l'extrémité sternale ; Peter émet aussi un avis analogue et se sert d'un plessimètre pour évaluer la douleur éprouvée et qui, selon lui, serait caractéristique ; mais qu'en penser pour un bébé qui crie à tous propos et surtout pendant l'examen du médecin ?

Pouvons-nous compter sur l'hémoptysie du tout jeune enfant pour nous éclairer ? Elle est rare, d'une manière générale, à la période de début, et plus tard elle n'est jamais bien franche, car, d'après Meusnier (2), elle proviendrait le plus souvent de la rupture d'un anévrysme de Rasmussen ou de la rupture d'une des branches de l'artère pulmonaire comprimée et ulcérée par un ganglion tuberculeux ; si nous ajoutons que les signes pseudo-cavitaires peuvent exister et donner lieu à des confusions, nous aurons une idée de la difficulté du diagnostic de la tuberculose pulmonaire chez le bébé.

(1) Quisling, *Semaine médicale*, 1891, n° 7, p. 26.
(2) Meusnier, *Hémopt. chez enf.* Th. Paris, 1892.

Nous ne ferons que citer la granulie aiguë à forme typhique ou à forme broncho-pneumonique aiguë, mais ces formes sont plus rares. Landouzy et Queyrat ont décrit l'infection tuberculeuse suraiguë qui tuerait l'enfant avant que des lésions tuberculeuses aient eu le temps de s'organiser dans les différents organes; cette forme clinique ne paraît pas encore démontrée.

Les lésions autopsiques sont presque toujours les mêmes : c'est la généralisation de tous les organes, en première ligne le foie, les ganglions mésentériques, le poumon et les ganglions bronchiques ; au poumon, qui nous occupe spécialement, ce sont des semis de granulations, le plus souvent des cavernules et parfois des cavernes ; la vraie caverne est rare et nous n'avons pu trouver qu'un seul cas décrit par Cleveland et que nous rapportons.

Chez un enfant de sept mois, il y avait dans le lobe inférieur droit une caverne assez grande, et, chose extraordinaire, bien rare à cet âge, cette cavité pulmonaire, remplie de liquide purulent, communiquait par une ouverture du poumon avec la cavité pleurale à moitié remplie d'un liquide semblable, de manière à former un véritable hydro-pneumothorax (1).

Hénoch (2) cite aussi des cavernes chez un enfant de huit mois ;

Otto F., 4 mois.— Cavité comme un œuf de pigeon.

Paul K., 1 an et demi.— Caverne anfractueuse.

Nous avons pu également recueillir un cas de caverne grosse comme une orange ; elle est citée dans notre observation II.

(1) Bouchut, *Pathologie spéciale de la première enfance*, 1867, p. 372.
(2) Hénoch, *Leçons cliniques sur les maladies des enfants*, 1885, p. 319.

OBSERVATIONS

Observation I

Communiquée par M. le professeur agrégé BAUMEL

Cas de contagion évitée

Il s'agit d'une enfant née de mère tuberculeuse, laquelle est morte de sa tuberculose à la suite de ses couches. Le père de l'enfant, quelques années après, meurt tuberculeux après avoir contracté un second mariage.

Cette enfant, arrachée dès sa naissance au milieu dans lequel elle est née, élevée par une personne riche qui l'avait recueillie dans sa propre maison, a échappé à la contagion qui la menaçait sérieusement. Elle a aujourd'hui trente-six ans, se porte bien et ne présente pas du tout de signes de tuberculose.

Observation II

(INÉDITE)

Due à l'obligeance de M. BABEAU, aide de clinique des maladies infantiles à l'Hôpital Général.— Service de M. le professeur BAUMEL.

Cas de contagion et caverne pulmonaire volumineuse chez un enfant de dix mois.

Jeanne S..., âgée de dix mois, entre le 5 janvier 1897 à la crèche, berceau n° 3. Le père et la mère sont bien portants ; le grand-père est mort tuberculeux il y a cinq mois ; notre petite malade a vécu auprès de lui, dans les derniers temps de la maladie de son grand-père.

Une petite fille, sa sœur, née avant elle et élevée dans le même milieu, mourut à l'âge de six mois, après avoir présenté des symptômes identiques à ceux que nous avons observés chez la seconde malade.

Venue à terme, alimentée régulièrement au sein par la mère, Jeanne S.... évolue en bonne santé apparente jusqu'à l'âge de six mois. A ce moment apparaissent des troubles digestifs ; l'enfant est triste, refuse le sein, a des vomissements et de la diarrhée. Puis survient la toux. Le 5 janvier 1897, jour de son admission à l'hôpital, on constate que cette enfant est très amaigrie, qu'elle a du muguet, de la diarrhée verte. Elle tousse et sa toux est grave et fréquente. A la percussion de la cage thoracique on trouve de la submatité des deux côtés, submatité marquée surtout à gauche. L'auscultation décèle un souffle au sommet gauche et des râles sous-crépitants dans toute l'étendue de la poitrine. Malgré le traitement institué, l'état s'aggrave, les symptômes thoraciques s'accentuent et l'enfant meurt.

Le père, frappé par la similitude des symptômes présentés par ses deux enfants morts à peu d'intervalle, demande lui-même la nécropsie.

Autopsie. — *Poumon gauche.* — On constate après l'ouverture de la cage thoracique que la moitié supérieure du poumon gauche est fort adhérente à la paroi, et que lorsqu'on tire sur le tissu friable du poumon il reste en partie adhérent à la paroi. Le poumon retiré, on voit que le lobe supérieur est creusé par une cavité *grosse comme une orange.* La partie qui reste du lobe supérieur est dure et bourrée de matière caséeuse.

Le lobe inférieur, congestionné, présente à la pression des nodules durs qui sont constitués par du tissu hépatisé criblé de granulations jaunes.

Poumon droit. — Sommet emphysémateux ; le lobe supérieur présente des tumeurs dures, du volume d'une tête d'épingle à celle d'un petit pois ; à la coupe on aperçoit des tubercules déjà ramollis et des cavernules disséminées. Le lobe inférieur est congestionné et sa surface pleurale est criblée de petites granulations grises, de même que toute la surface pulmonaire. Le péricarde présente à sa face externe des ganglions volumineux, il n'y a pas de liquide dans la cavité péricardique ; la face interne pariétale ne présente rien de particulier, sauf à la base où il existe des tumeurs jaunes à l'origine des gros vaisseaux. La face viscérale porte, disséminées, des tumeurs le long des gaînes périvasculaires, tumeurs de volume variable (tête d'épingle ou plus grosses), de couleur jaune, et ne paraissant pas pénétrer dans le muscle cardiaque.

Le *foie* est complètement gras, jaune clair, mollasse, adhérent au péritoine diaphragmatique ; ces adhérences sont formées par des granulations isolées, acuminées, dures et à centre caséifié, formant par endroits de larges placards. Elles arrivent à former des tumeurs sous le péritoine viscéral et sous-capsulaire, tumeurs parfois volumineuses.

A la coupe, le centre des lobules est à peine teinté en rose jaunâtre, la périphérie est complètement décolorée. On ne trouve pas de tubercules dans l'intérieur du foie. La surface pleurale du diaphragme est couverte de granulations fines. La vésicule biliaire contient une bile jaune et ne présente rien de particulier.

Rein. — Dans la couche corticale, quelques granulations blanchâtres, dures sous le couteau. On en trouve également qui font saillie à la surface de l'organe. L'intestin est criblé de tubercules et il existe par places de grosses masses caséeuses qui font une forte saillie sous le péritoine sans aboutir à la surface de la muqueuse. Mêmes masses caséeuses dans le mésentère ; dans l'arrière-cavité des épiploons, il existe une poche pleine de pus et dont la paroi est farcie de nodules tuberculeux.

Rate criblée de tubercules à sa surface interne, face qui est adhérente au diaphragme et à la paroi abdominale par une bride épaisse d'un centimètre environ. Pas de granulations visibles dans l'intérieur de la rate.

Œdème gélatineux à la convexité du cerveau. Pas de méningite tuberculeuse.

Observation III

(INÉDITE)

Due à l'obligeance de M. BONIFAY, interne des Hôpitaux de Marseille, service de M. le professeur D'ASTROS.

Tuberculose. — Fistule tuberculeuse à l'anus

Né le 12 avril 1891; entré le 21 août (n° 5072).

Pas de renseignements sur les parents. Mère morte, le 4 mai, de péritonite (?)

Dès son entrée, abcès du cuir chevelu incisés et cicatrisés immédiatement. De même, à son entrée, fistule avec trajet entre l'anus et le coccyx; on réunit l'ouverture de la fistule avec l'orifice anal. L'enfant ne tousse pas.

Aspect cachectique. On ne constate pas d'adénites extérieures.

Décès le 25 août. Le soir, à neuf heures, le petit malade rend du sang par la bouche et par le nez, et meurt cinq minutes après.

AUTOPSIE. — *Poumon gauche.* — Tuberculose granuleuse. Gros tubercule caséeux gros comme un pois au sommet. Granulations disséminées à la surface et à l'intérieur du poumon. Ganglions bronchiques gros comme une noisette.

Poumon droit moins malade ; gros tubercule à la partie postérieure du lobe moyen. Gros ganglion bronchique.

Foie. — Pâle, avec piqueté congestif à la surface. A la coupe, apparence lardée ; un peu de périhépatite.

Reins. — Graisseux.

Anus. — La cavité de l'abcès se trouve entre la face postérieure du rectum et la paroi antérieure du coccyx. On ne voit pas de communications avec le rectum et on ne sent pas de dénudation du sacrum. Un bourgeon charnu proéminent entoure l'ouverture externe de l'abcès.

A la partie inférieure et postérieure, à 3 centimètres environ de l'anus, se trouve une ulcération à bords à pic, sinueusement arrondis, ayant à peu près 6 millimètres de diamètre.

La paroi du rectum en arrière est arrondie et vascularisée. C'est probablement le point de départ de l'abcès.

Intestin. — Ganglions mésentériques développés et congestionnés. Pas de dégénérescence caséeuse.

Gros intestin. — La partie inférieure présente quelques ulcérations arrondies plus petites que celles du rectum. Un gros ganglion caséeux au niveau du cœcum.

Intestin grêle. — Des ulcérations dont quelques-unes siègent sur les plaques de Peyer. A la fin de l'intestin grêle on trouve de petites granulations.

Observation IV

(INÉDITE)

Due à l'obligeance de M. BONIFAY, interne des hôpitaux de Marseille.

Né à la clinique obstétricale, le 28 septembre 1892, à terme, d'une mère tuberculeuse en traitement à l'hôpital, salle Ste-Emilie. L'enfant, chétif, immédiatement enlevé à sa mère, rentre aux enfants assistés, le 30 septembre, sous le numéro 2280. On lui donne une nourrice le 1er octobre. Mort le 10 octobre 1894.

AUTOPSIE. — *Poumons.* — Ils offrent peu de lésions ; quelques tubercules très petits et très limités comme nombre au sommet du poumon gauche et à la base du poumon droit.

Foie. — Par contre, le foie présente de nombreux tubercules, petits, visibles à la surface de cet organe, encore plus visibles à la coupe. Sur le bord antérieur du lobe gauche, on constate quelques gros tubercules purulents. Le foie est rouge pâle, graisseux, il pèse 230 grammes. On constate au hile quelques ganglions tuberculeux.

Rate. — Les lésions de la rate sont encore plus manifestes ; elle est farcie de tubercules assez gros, dont un surtout volumineux ; les tubercules sont saillants à la surface. Examinée au moment de son ablation, la rate a une couleur rouge briquetée sombre ; sur ce fond ressortent en relief les granulations les plus superficielles. Chaque tubercule, de coloration jaune d'or, est entouré d'une zone étroite d'un rouge vif. La surface externe surtout est constellée de tubercules. A la coupe, l'aspect est à peu près analogue ; mais les tubercules sont plus saillants et donnent par leur très grand nombre une apparence de granit.

Ganglions mésentériques. — Les plus rapprochés des deux organes abdominaux que nous venons d'examiner sont atteints eux-mêmes.

Cavité crânienne. — On observe que les méninges sont infiltrées à la base.

Observation V

(INÉDITE)

Due à l'obligeance de M. BONIFAY, interne des hôpitaux de Marseille.

M..., âgée de sept mois (mère tuberculeuse avancée), entre le 19 mars 1894 aux enfants assistés. État de santé : chétive, toussant. Elle est allaitée par une nourrice.

L'enfant tousse depuis son entrée, et a maigri beaucoup. La matité du foie descend au-dessous des fausses côtes ; elle mesure dans la ligne mamelonnaire 8 centimètres et 1/2. La matité de la rate ne paraît pas augmentée.

13 avril. — Depuis deux jours, les vomissements qui avaient apparu au début, puis cessé par lavages de l'estomac, recommencent ; l'enfant, depuis son entrée, a percé deux dents. Le 13 au matin, elle est prise de convulsions qui portent sur les muscles de la face : mouvements de la mâchoire, secousses dans les bras ; les membres inférieurs sont raides. On applique une vessie de glace sur la tête. Lavement de chloral.

14. — Les convulsions ont cessé hier à trois heures. L'enfant a tété : pas de vomissements, pas de cris. Hier elle a eu du strabisme pendant quelques heures. Encore un peu de raideur des membres inférieurs. Un peu de raideur dans le bras gauche, dont les doigts sont contracturés dans la paume de la main. La jambe gauche paraît un peu plus raide que la droite. Pas de déviation bien appréciable à la face.

Calomel. Glace sur la tête. Lavement au gaïacol. Les convulsions ne se renouvellent plus, mais l'enfant meurt le 15, à neuf heures du soir.

AUTOPSIE. — *Poumons.* — Dans les deux, nombreux tubercules dans toute l'étendue au sommet et à base. Dans le sommet gauche, infiltration caséeuse étendue. Ganglions bronchiques caséeux, surtout au côté gauche.

Foie. — Très volumineux, complètement jaune. Hypertrophie portant surtout sur le lobe droit qui descend jusqu'à l'os iliaque : il mesure sur la ligne mamelonnaire 8 cent. 5. Poids 230 gr. A la section, il est dur, graisseux, pas de périhépatite, rares tubercules dans sa substance. Vésicule hépatique contient une bile absolument incolore.

Rate. — Consistance fibreuse ; nombreux tubercules de la grosseur d'un grain de mil jaune.

Rien du côté du péritoine. Ganglions mésentériques normaux.

Tête. — Le crâne présente des os très minces, qui se coupent avec les ciseaux. Au niveau du frontal et de l'occipital, minceur très grande. Il ne s'écoule que très peu de liquide.

Le cerveau présente à sa surface une vascularisation veineuse, presque exclusivement au niveau de l'hémisphère droit et à la région pariétale. A la base, pas d'épaississement des méninges, ni de granulations évidentes, au siège d'élection. Il est probable que les tubercules n'ont pas eu le temps de se former. Pas de tubercules cérébraux ; pas de thrombose des sinus.

Observation VI

(INÉDITE)

Due à l'obligeance de M. BONIFAY, interne des hôpitaux de Marseille

N° 22063. Enfants assistés. Sexe féminin. Parents inconnus. Née le 20 octobre 1893. Entrée à l'hôpital le 9 décembre 1893. Donnée à une nourrice le 12 décembre 1893.

Décès le 10 avril 1894.

Diagnostic. — Tuberculose aiguë.

L'enfant à son entrée ne pesait que 2 kilos. Changement de nourrice le 13 février. Lavage de l'estomac trois ou quatre fois. Tousse ; râles ronflants. A gauche, au sommet, respiration très peu soufflante : un peu d'écoulement par l'oreille : légère adénopathie cervicale gauche.

30 mars 1894. — Foie augmenté. Matité périhépatique. Ligne mamelonnaire 6 cent. 5. Toux continuelle et vomissements.

4 avril. — Les vomissements, momentanément arrêtés, ont repris. Diarrhée verte. Râles sous-crépitants fins des deux côtés de la poitrine (deux petits vésicatoires).

9. — Alcool à haute dose. Les sous-crépitants s'entendent partout.

10. — Décès.

AUTOPSIE. — *Foie* considérablement augmenté de volume, 230 gr. Hypertophie splénique.

Poumons.—Lésions de broncho-pneumonie surtout à droite où le lobe moyen est le siège d'infiltrations tuberculeuses. Gros ganglions péribronchiques, mais nulle part de gros nodules caséeux.

Observation VII

(INÉDITE)

Due à l'obligeance de M. BONIFAY, interne des hôpitaux de Marseille.

N° 22083. Masculin. Parents inconnus.

Né le 18 novembre 1893. Entré aux assistés le 15 décembre 1893.

Donné à une nourrice le 19 décembre 1893, et mort le 3 février 1893.

Diagnostic. — Tuberculose pulmonaire.

Tousse, dès son entrée, d'une toux sèche et fréquente. Très amaigri. Cachexie, et affaissement des fontanelles.

Auscultation. — En avant, sommet gauche : augmentation de tonalité et légère submatité ; râles sous-crépitants surtout à gauche. En arrière : submatité gauche. Crises d'étouffement par moments.

Foie et *rate* normaux.

Ventre souple, ni diarrhée, ni ganglions cervicaux.

Décès le 2 février.

AUTOPSIE. — Épanchement péricardique. Les deux poumons sont emphysémateux aux régions supérieures. A droite, le lobe supérieur présente une induration étendue. A cette induration correspond en arrière un semis de granulations jaunâtres. A ce niveau, dans le lobe, infiltration caséeuse. Ganglions du hile caséeux.

Poumon gauche. — Noyaux caséeux du volume d'un pois.

Partie inférieure. — Splénisation.

Foie. — 150 grammes. Pas de granulations visibles à l'extérieur. A la coupe, pas de lésions appréciables à l'œil nu.

Rate. — A la coupe, infiltrée tout entière d'un fin semis de granulations : à la partie inférieure, tubercules gros comme une lentille. Poids : 30 grammes.

Observation VIII

(INÉDITE)

Due à l'obligeance de M. BONIFAY, interne des hôpitaux de Marseille.

Aline L..., sexe féminin. Mère tuberculeuse (gargouillements au sommet gauche en arrière). Agée de six mois. Entre le 26 janvier aux enfants assistés.

Décès le 28 février. Tuberculose pulmonaire.

16 février. — L'enfant tousse très peu, mais elle maigrit et s'affaiblit tous les jours.

23. — Calvitie occipitale (par pression); râles sous-crépitants des deux côtés et de haut en bas.

28. — Décès.

Autopsie. — Ganglions bronchiques développés et malades du côté droit. Un gros ganglion caséeux à la bifurcation de la trachée.

Poumon droit. — Tuberculose granuleuse confluente avec ramollissement au sommet.

Poumon gauche. — Tubercules isolés.

Congestion aux deux poumons, surtout aux bases.

Foie graisseux.

Observation IX

(INÉDITE)

Due à l'obligeance de M. Bonifay, interne des hôpitaux de Marseille.

Tuberculose et Syphilis

G.... (Spartacus), sexe masculin (mère d'apparence tuberculeuse). Agé de neuf mois. Entré le 25 février 1892. Mis en observation.

Mort le 27 juillet.

6 février. Lèvres fissurées. Eczéma aux deux oreilles, surtout intérieur du pavillon (l'enfant n'a jamais pris que le biberon). Râles aux deux poumons. Traitement: potion au tolu et au cognac.

9.— Lèvres très fissurées. Voix cassée. Facies pâle. Muqueuses décolorées. Râles aux deux poumons, surtout à gauche. Respiration soufflante.

11. —Peu de cheveux. La fontanelle antérieure est presque soudée. Foyer de broncho-pneumonie à gauche. Pas de dents.

19 mars. — Otorrhée.

6 avril. — Le nez coule, les oreilles aussi. La voix est normale.

23. — Toujours suintement de l'oreille gauche dans le pavillon. La fissuration des lèvres est moins apparente.

2 mai. — Amélioration de l'ensemble (sirop de Gibert).

25. — L'enfant a pâli et maigri. Quelques clous à la tête. (On supprime le sirop de Gibert).

3 juillet. — Amélioration. Les clous de la tête ont disparu.

17. — Un abcès à la tête. Tumeur rénitente à l'avant-bras du côté droit.

27.— Décès.

28. — AUTOPSIE. — *Estomac* dilaté.

Poumon gauche emphysémateux au sommet et un peu de congestion à la base.

Poumon droit. — Emphysème très marqué au sommet. Au niveau du hile, un gros tubercule du volume d'un pois-chiche, caséeux et entouré d'une zone sclérosée. Ganglions caséo-fibreux.

Foie.— Augmenté de volume.

Observation X

(INÉDITE)

Due à l'obligeance de M. BONIFAY, interne des hôpitaux de Marseille

Sexe féminin. Née le 10 juillet 1891.

Entrée le 1er décembre 1891. Décédée le 21 mai 1892.

3 décembre.—Croûtes laiteuses et un peu d'écoulement par

le nez. Enfant pâle, d'aspect cachectique, flaccidité des grandes lèvres.

14. — Ventre un peu ballonné. (veines de l'abdomen développées) ; la percussion de foie paraît plutôt diminuée et la rate un peu volumineuse. Ganglions de l'aine.

L'enfant tousse depuis le 12. Rien de bien sensible à l'auscultation.

Traitement : Sirop de tolu et de codéine.

28. — Traitement : Oxyde blanc d'antimoine, 0 gr. 25, potion avec alcool.

6 janvier. — Veines sus-cutanées du crâne développées. L'enfant tousse. Diarrhée jaune.

9. — Sirop de Portal ioduré : deux cuillerées (0 gr. 10 d'iod. par cuillerée).

18. — Amélioration.

11 février. — Ventre encore plus volumineux. Tête de vieillard. Desquamation fissurée des lèvres.

3 mars. — Les lèvres sont toujours desquamées. Manque d'élasticité de la peau du ventre, des fesses et des cuisses. Le ventre s'est développé. Au thorax, chapelet rachitique ; un peu de cyphose lombaire. A la percussion, au sommet gauche, augmentation de la tonalité à l'auscultation ; un peu de rudesse respiratoire au même point.

19 mars. — Sirop d'iodure de fer : deux cuillerées par jour. Biphosphate de chaux.

28 mars. — L'état de l'enfant s'améliore. Les ulcérations des lèvres ont disparu, le nez ne coule plus. Toujours de la rudesse respiratoire au sommet gauche.

6 avril. — Sirop d'iodure de fer. L'enfant engraisse.

20. — Sur la cuisse droite petits tubercules. Exulcérations de la grande lèvre droite. On alterne le sirop de Gibert avec le fer.

27.— Suppression des deux sirops à cause du nodule sous-cutané. De nouveaux nodules sont survenus à la nuque.

2 mai. — Les nodules des jambes suppurent : pus phleg-monneux.

18. — Abcès à la région parotidienne, quelques autres disséminés au cuir chevelu.

21. — Décès.

Cinq heures avant le décès, l'enfant a eu des convulsions qui n'ont cédé, deux heures après, qu'à l'administration d'un lavement de chloral. Le décès est survenu au milieu d'une convulsion.

AUTOPSIE. — *Poumon gauche* congestionné à la partie postérieure de haut en bas. Le *droit* est tout congestionné. Au palper, on sent un noyau dur à la partie moyenne du lobe supérieur. La surface de la *plèvre* est semée de fines granulations; à la coupe, un noyau tuberculeux du volume d'un pois chiche. Ganglions bronchiques tuberculeux.

Cerveau. — Congestion très marquée à la surface : pas de méningite appréciable.

CONCLUSIONS

Il résulte de nos recherches chez les auteurs traitant de la tuberculose infantile, que cette affection, depuis la naissance jusqu'à deux ans, est très fréquente.

Qu'elle nous paraît être le fait, sinon de l'hérédité pure, du moins de la contagion dont le rôle ne saurait trop être mis en lumière ; l'importance du contage, qu'il soit le produit ou de la cohabitation avec des parents tuberculeux, par le contact direct des objets contaminés, ou par l'alimentation de lait, suspect bien souvent, ne doit jamais échapper au médecin qui a le devoir de s'opposer de toutes ses forces à ce mode d'infection ; il peut rencontrer dans la vie pratique des difficultés réelles parfois, mais il doit tendre à les surmonter ; isoler un enfant de souche bacillaire, le soumettre à une hygiène alimentaire rationnelle et surveillée et à une hygiène physique convenable, si cela est possible, c'est bien souvent le soustraire à une affection toujours redoutable dans le jeune âge.

Nous disons aussi que la forme la plus générale de la tuberculose pulmonaire du bébé, c'est la forme chronique, apyrétique, à symptômes fréquemment atténués pour le médecin ; les lésions pulmonaires, à l'autopsie, sont assez peu marquées, mais que cependant dans quelques cas nous trouverons à la nécropsie des désordres analogues à ceux que l'on rencontre chez l'adulte, c'est-à-dire de vraies cavernes volumineuses.

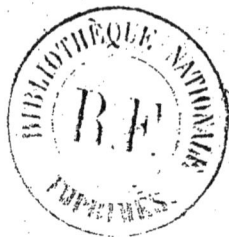

www.ingramcontent.com/pod-product-compliance
Lightning Source LLC
Chambersburg PA
CBHW060447210326
41520CB00015B/3878